AF249886

NOTICE

SUR

LA PERTE DES DENTS

Sur la meilleure manière de les réparer
et sur les perfections apportées dans la fabrication et la
fixation des dents artificielles

PAR

E. ALLÉOUD, dentiste

Rue Fournirue, 38 et 40, à Metz

(MAISON PAIXHANS)

Une bouche bien propre est toujours assez belle
Si la denture en paraît naturelle.

METZ

IMPRIMERIE DE M. ALCAN

RUE DE LA CATHÉDRALE, 1

—

1856

Le besoin de notions courtes et journalières sur l'art du dentiste, contenant des indications qui puissent être avantageuses aux personnes souffrantes de toutes les classes, m'a suggéré l'idée de ce court opuscule. Il est souvent fort difficile à une personne inexpérimentée de donner un avis au sujet des dents, la simple lecture de cet aperçu peut être dans ce cas d'une grande utilité. Les personnes qui en auraient retiré quelque fruit, se feront sans doute un devoir d'y faire participer d'autres personnes souffrantes.

METZ, TYP. M. ALCAN.

DU MAL DE DENTS.

Il n'y a pas de maladie dont les douleurs soient plus insupportables ; elles sont telles qu'elles mettent celui qui en est affligé hors d'état de se livrer à aucun travail, et de goûter aucune espèce de distraction.

Il arrive presque toujours que les personnes très-occupées ne songent à leurs dents qu'au moment où elles leur causent de la douleur. Les suites fâcheuses de cette négligence sont trop souvent cause de la perte d'une partie *essentielle* qui eût pu être conservée si on l'eût fait visiter par un dentiste.

Valeur et importance des dents ; leur beauté ; l'articulation et la mastication.

Les dents influent beaucoup plus qu'on ne se l'imagine sur la forme, l'expression de la figure et j'oserais presque dire sur tout l'extérieur.

La plus belle personne est défigurée si ses dents sont irrégulières. Quand elles sont régulières et bonnes, la parole et particulièrement le sourire prennent chez elle une expression si naturelle que quiconque la regarde est peu tenté de faire un examen minutieux du reste.

Si l'on compare la figure d'un enfant à celle d'un vieillard, on remarque une grande altération dans les traits du dernier, après la perte des dents. Le nez et le menton se rapprochent, les joues deviennent creuses et ridées, les lèvres étroites et contractées, ce qui donne même quelquefois à une personne un peu âgée l'apparence de la vieillesse.

Les dents ne méritent pas moins que sous les autres rapports notre atten-tion, comme instrument utile à la vie, afin d'être conservées en bon état et d'être guéries, lorsqu'elles sont atta-quées de la carie. De leur régularité dépend en outre, comme on sait, une énonciation pure et distincte de la pa-role.

Les cas de maladie les plus sérieux de cette partie se produisent chez les personnes ayant déjà vu s'écouler la première période de leur vie, et qui par négligence ont perdu des dents.

Pour recouvrer à cet égard l'extérieur qu'elles possédaient auparavant, elles n'ont d'autre moyen que d'avoir recours aux dents artificielles.

Nettoyage des dents.

Beaucoup de personnes ayant négligé leurs dents, et les voyant décolorées, s'imaginent qu'elles sont cariées et perdues. C'est là souvent une erreur, car dans la plupart de ces cas, cette décoloration peut être enlevée par le dentiste. Le tartre qui s'accumule incessamment sur la couronne des dents, met les gencives dans un état de suppuration qui infecte la salive et donne une mauvaise haleine.

Préservation des dents par l'obturation, appelée vulgairement remplissage.

Quand la carie se fait voir dans une dent, si petite que soit la cavité, il faut qu'elle soit remplie de suite avec un amalgame métallique inoxidable, c'est-à-dire inaltérable.

C'est une erreur de croire qu'il faut attendre pour cette opération que la dent fasse mal , car l'effet produit par le remplissage sera d'autant plus satisfaisant, que la dent aura été plus tôt garnie ; et c'est là le moyen de la conserver beaucoup plus longtemps ; car le progrès de la carie est par là arrêté, et la dent étant une fois remplie d'un corps qui empêche l'air d'y entrer, est sauvée. Ce corps empêche également, comme on le comprend, qu'elle se remplisse d'aliments qui, après y avoir séjourné quelque temps , acquièrent aussi de l'odeur et contribuent à la mauvaise haleine.

De la nécessité de nettoyer la bouche.

Il est nécessaire de garder une extrême propreté de la bouche. A cet effet, il faut employer uue brosse douce, une fois par jour, avec de l'eau tiède et une poudre dont le choix est très-important pour la beauté et la préservation de la denture ; on y joindra un gargarisme *approprié* d'eau odontalgique.

De l'extraction des dents.

La perte d'une dent est toujours regrettable. Il faut même l'éviter autant que possible, en y suppléant par les soins de propreté et quelques autres moyens hygiéniques ; car l'absence partielle entraîne une partie des inconvénients inhérents à la perte totale des dents. La mastication en devient plus difficile ; les joues s'affaissent et se rident ; la voix perd une partie de sa sonorité, par suite du défaut d'espace et des chairs distendues. Cependant il est certains cas où la carie ne pouvant être arrêtée, les douleurs deviennent si fortes et si insupportables qu'elles ôtent l'appétit et le sommeil. L'action du froid et du chaud rend ces dents si sensibles que l'on évite de les faire servir à la mastication. Bientôt le tartre s'y accumule abondamment; des abcès se forment; en un mot il y a désorganisation de la denture et des gencives, résultat fâcheux que l'on évite par l'extraction.

La plupart des cas de maux de dents proviennent d'une mauvaise disposition de l'estomac. Il faudrait donc chaque fois qu'on se sent indisposé, consulter un médecin, dans les avis duquel on trouverait leur moyen de conservation, ou du moins la prolongation de leur durée.

Des dents artificielles.

L'art de suppléer à la perte des dents n'a été bien compris que depuis quelques années. Il consiste à donner aux dents artificielles les mêmes avantages qu'aux dents naturelles; et non seulement à ne pas détériorer, mais encore à préserver les dents qui restent dans la bouche. Les personnes qui ne se sont pas occupées particulièrement de ce sujet ne peuvent se figurer les perfectionnements qui ont été apportés dans cet art depuis quelque temps.

Un râtelier entier — ou une partie de râtelier — étant scientifiquement fait et adroitement adapté peut aujourd'hui être porté sans inconvénient, mais ceux qui ont été mal exécutés ou mal fixés gênent constamment la personne qui les porte.

Dans la construction des dents artificielles le dentiste doit avoir en vue l'utilité et le confort autant que l'apparence.

L'apparence consiste dans une parfaite imitation de la nature, tant pour la forme et la couleur que pour la proportion des dents remises, et plus spécialement encore dans la forme et l'expression qu'elles donnent à la bouche.

De la supériorité de l'or sur les substances animales et végétales.

Comme il est désirable, dans tous les cas, de mettre dans la bouche le moins de volume possible, afin que l'articulation et la mastication se fassent librement, on se sert de l'or avec le plus grand succès, vu le volume mince et peu étendu sous lequel on peut l'employer, et parce qu'il possède beaucoup plus de durée que l'hippopotame, la gutta-percha, le caoutchouc et d'autres substances auxquelles certains dentistes ont donné différents noms, comme oza-nor, bois des îles, etc.

L'essai de ces substances a été fait à Paris et à Londres par des dentistes renommés, et ils les ont eux-mêmes désapprouvées, l'expérience leur en ayant fait voir les désavantages.

Ces pièces, pour avoir un peu de consistance, devant être faites très-épaisses, diminuent l'espace libre du palais, ce qui nuit à la voix, sans parler d'autres inconvénients.

Nous pouvons ajouter que l'or se prête aussi bien à la forme de la bouche, entre nos mains, que quelqu'autre substance que ce soit, sans que le prix en soit plus élevé, et qu'il est depuis longtemps approuvé d'une manière particulière par la Faculté de médecine de Paris et par les principaux dentistes de cette capitale et de Londres. Cependant le dentiste qui a fait de son art une étude approfondie ne rejette pas l'hippopotame et l'emploie suivant les convenances particulières de ses clients.

Des dents naturelles.

Les dents naturelles ont été longtemps employées par les dentistes les plus célèbres, ces dents étant, bien entendu, celles qui imitent le mieux la nature, mais leur durée ne répond pas à cet avantage. Elles se carient et se décolorent, ce qui entraîne de grandes dépenses, car il faut les renouveler souvent. Certaines personnes, en outre, répugnent à avoir des dents étrangères quoiqu'il n'y ait sous le rapport de la répugnance aucune différence, dans le fond, entr'elles, l'ivoire et l'hippopotame.

M. Alleoud, dentiste à Metz, leur substitue des dents minérales incorruptibles, qui remplacent admirablement les dents naturelles en apparence, et les surpassent en ce qu'elles ne changent jamais.

Les dents sont montées sur des plaques ou cuvettes d'or estampées sur la forme du palais; elles ont l'étendue des pièces d'hippopotame, mais beaucoup moins épaisses; se fixent par une simple adhésion, sans ligatures ou fils, et sans procurer la moindre douleur; elles peuvent s'ôter et se remettre aussi facilement que l'on ôte et remet un gant; ce qui ne peut-être obtenu que par un dentiste, à qui une longue pratique a donné une connaissance parfaite de son art. Elles ne sont pas sujettes à hocher et à tomber comme celles de substances animales et végétales qui s'amollisent et se voilent à l'humidité et à la chaleur de la bouche.

Ces pièces d'or ont l'épaisseur d'une carte mince ; ce qui leur donne assez d'élasticité pour se prêter aux formes du palais et y adhérer d'elles-mêmes.

Elles sont garanties être scientifiquement exécutées, et faites pour assurer la mastication, ainsi qu'une parfaite articulation.

M. Alleoud, ayant fait l'étude de sa partie en France et en Angleterre où son art est si perfectionné, a acquis la grande expérience qui l'a mis à même de donner une entière satisfaction dans toutes les opérations qui le concernent.

Le bon accueil qu'il a reçu à Metz, qu'il habite depuis 1854, et où le fixent des liens de famille, n'a pu que l'engager

à y établir irrévocablement sa rési-
dence.

Nous voudrions offrir ici des conseils
beaucoup plus étendus, mais le cadre
de cette notice ne le permettant pas,
ils seront toujours donnés avec la plus
grande bienveillance, à notre domicile.

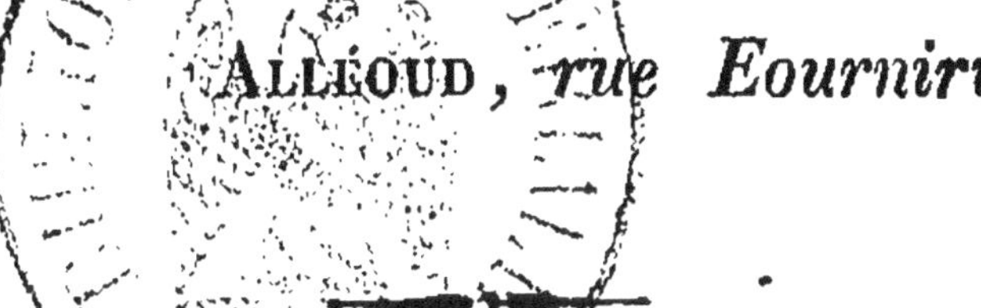

ALLÉOUD, *rue Eournirue.*